A M. LE Dr PAUL LAURENS

MÉDECIN DES ÉPIDÉMIES,

MAIRE DE NYONS ET CONSEILLER GÉNÉRAL DE LA DRÔME.

LE CHOLÉRA

A ARPAVON (DRÔME)

(Août et Septembre 1884)

PAR

PAUL BERNARD

ANCIEN EXTERNE DES HÔPITAUX

PRÉPARATEUR AU LABORATOIRE DE MÉDECINE LÉGALE DE LA FACULTÉ
DE LYON

MEMBRE DE LA SOCIÉTÉ D'ANTHROPOLOGIE

(EXTRAIT DE LA *TRIBUNE MÉDICALE*.)

PARIS

IMPRIMERIE V. GOUPY ET JOURDAN

71, RUE DE RENNES, 71

1885

LE CHOLÉRA

A ARPAVON (Drôme)

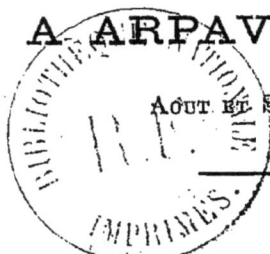

Août et Septembre 1884.

Le 25 août 1884, par les soins du sous-préfet de
Nyons, M. Jalabert, et sous la prompte initiative
du docteur Paul Laurens, médecin des épidémies,
une ambulance fut installée dans la petite commune d'Arpavon (Drôme), où le choléra venait de
se déclarer d'une façon aussi soudaine que ter-
rible. Placé à la tête de cette ambulance dont la
direction m'était confiée, j'ai, durant vingt jours,
suivi pas à pas le fléau.

Sollicité par le docteur Laurens d'écrire quelques mots sur le choléra d'Arpavon, j'ai réuni le
peu de notes que je possédais ; et, si j'ose les li-
vrer à l'impression, ce n'est point par une vaine
recherche de publicité ; mais bien parce que je
crois apporter, quelque faible qu'il soit, mon tribut
de preuves à l'opinion des savants qui ne font
jouer à l'air qu'un rôle secondaire dans la propa-
gation de la maladie, et qui considèrent l'eau
comme le véhicule préféré du microbe, comme
l'élément essentiel de la contagion. Les faits qui
ont précédé l'apparition du fléau, les causes
de sa production, la marche suivie par lui, m'ont
paru d'une netteté frappante.

C'est le lundi 11 août 1884, qu'une famille des
Omergues, du nom de A..., fuyant l'épidémie qui

sévissait violemment dans cette localité, vint chercher un asile chez des parents habitant le village d'Arpavon. Les Aubert l'accueillirent bien; mais, ce ne fut pas cependant sans une certaine appréhension qu'ils virent s'installer chez eux ces fuyards du fléau cholérique. Cette crainte fut bientôt partagée par tous les habitants. Dès le lendemain, un ordre du maire d'Arpavon enjoignait aux A..... d'avoir à quitter le village le plus promptement possible et d'aller s'isoler à la grange Arnaud.

La famille A... se composait de deux frères, dont l'un était marié et père de deux enfants ; le plus jeune des deux frères était depuis peu de temps atteint de diarrhée. Averti de la décision prise par l'autorité, il quitta le village le jour même et vint s'installer à la ferme des Arnaud, située à 1 kilomètre et demi du village ; les autres membres de la famille le rejoignirent dès le lendemain.

Le village d'Arpavon, situé à 15 kilomètres de Nyons, est placé au sommet d'une montagne, à 700 mètres environ au-dessus du niveau de la mer. C'est au pied de cette montagne que passe la route de Séderon et que coule la petite rivière de l'Ennui.

La commune d'Arpavon, plantée jadis de vignes nombreuses, est aujourd'hui assez misérable; le blé, les noix, les troupeaux constituent les seuls revenus du pays. Le terrain est d'une sécheresse extrême, et seuls les quartiers situés au N-E du village et arrosés par d'abondantes sources offrent un aspect verdoyant qui tranche agréablement sur le reste du paysage.

C'est précisément en cet endroit qu'est située la ferme des Arnaud, désignée pour servir de lazaret aux émigrés des Omergues.

Dès qu'ils furent installés dans leur nouvelle résidence, les A... reprirent leur train de vie habituel; ils s'occupèrent à la campagne et aidèrent leurs hôtes dans les travaux des champs. La grange des Arnaud est assise au bord d'une source dont les eaux, d'une pureté et d'une limpidité remarquables, vont se jeter dans le ravin des Combes. Ces eaux servent à l'alimentation de toutes les fermes riveraines, à l'exception cependant de la Grange-Bœuf qui est alimentée par une source particulière n'ayant avec les précédentes aucune communication. La femme A...., ne comprenant pas le danger dont elle allait être la cause, eut l'imprudente idée de souiller ces eaux en y lavant les linges de ses enfants. Au dire même des propriétaires de la ferme, le frère cadet, qui était atteint de diarrhée et se levait souvent la nuit pour satisfaire aux besoins naturels, ne craignit pas de déposer des matières fécales un peu partout aux alentours de la propriété et très probablement sur les bords du ruisseau. Ces renseignements furent recueillis dès le 21 août par le docteur Laurens qui les donnait dans son rapport à M. le sous-préfet de Nyons, dans les termes suivants : « A..... Casimir, atteint de diarrhée légère, mais certainement de nature cholérique, est évidemment l'auteur de la contagion du village d'Arpavon. Quoique relégué avec les autres membres de sa famille dans la grange de leurs parents Arnaud Joseph, ils ne se sont soumis à aucune précaution de désinfection. Ils ont disséminé leurs matières fécales autour de la grange Arnaud, probablement aussi le long du ruisseau qui sert pour l'alimentation et pour l'arrosage à un grand nombre de propriétaires. »

Quoi qu'il en soit, le mardi 19 août, lo jeune fils Arnaud, âgé de 16 ans, fut pris subitement d'une diarrhée abondante, de crampes très douloureuses et de vomissements incoercibles. La famille A..., dont l'installation chez les Arnaud n'avait jamais été vue d'un œil favorable, fit à la hâte ses préparatifs de départ et, prévoyant ce qui devait arriver, prit la fuite le jour même du début de l'épidémie. En l'absence de médecin et malgré les soins empressés qui lui furent prodigués par des personnes dévouées, le jeune Arnaud succomba le soir même, inaugurant ainsi la série des victimes du choléra dans cette commune.

. Mais la journée ne devait pas se terminer sans qu'un nouveau cas, en confirmant la nature du fléau, vînt jeter partout la terreur et la désolation. Pendant que le jeune Arnaud expirait à sa ferme, après dix heures à peine de maladie, un habitant du village, M. Clary, était pris, à son tour, de diarrhée et de vomissements. Clary possédait une ferme voisine de celle des Arnaud, et située, comme cette dernière, sur les bords du ruisseau. Après avoir passé la journée à sa campagne et s'être désaltéré avec l'eau de la source contaminée, ce malheureureux ressentit, en rentrant le soir chez lui , un malaise subit, suivi bientôt de coliques et de vomissements. Quoique d'un tempérament assez vigoureux, Clary succomba le lendemain matin, en proie à un délire affreux. Dès lors, plus de doutes, le choléra est à Arpavon.

En présence de ces deux cas de mort presque foudroyants et en considérant surtout les événements qui les avaient précédés, les habitants du village comprirent, et le médecin de Nyons appelé par Clary confirma qu'il s'agissait d'une épidémie de choléra au début.

Si, d'une part, le village d'Arpavon, par sa situation élevée, semblait n'offrir que peu de prises à l'épidémie, d'un autre côté, les habitants vivant misérablement, dans de fort mauvaises conditions hygiéniques, devaient fournir un terrain favorable au développement de la maladie.

Les maisons du village, anciennes et mal construites, présentent, sous le rapport de l'hygiène, de nombreuses défectuosités. Les chambres à coucher, voisines des écuries, sont généralement malsaines; les lits, au lieu d'occuper dans la chambre un espace bien aéré, sont placés dans des sortes d'alcôves creusées dans la muraille même.

Il s'ensuit que l'air se renouvelle très difficilement dans ces espèces de niches et que la saleté s'y accumule.

Les habitants d'Arpavon se nourrissent assez mal; ils mangent des fruits et beaucoup de légumes. La viande ne parait sur leur table que fort rarement; aussi, lorsque nous voulûmes leur prescrire du bouillon de viande, nous trouvâmes chez quelques-uns de nos malades de la répugnance pour ces mets et l'impossibilité pour eux de se faire à une pareille alimentation.

Depuis la disparition presque complète des vignes à Arpavon, l'eau est la boisson ordinaire; heureusement la source qui alimente le village est bien canalisée et offre toutes les qualités d'une bonne eau potable.

En présence de l'épidémie qui venait de frapper deux d'entre eux, les habitants du village furent pris d'une panique extrême. Très superstitieux, ils cherchèrent d'abord dans les prières et les pèlerinages un secours contre le choléra et, négligeant les mesures et les précautions que des personnes sensées ne cessaient de leur dicter, ils se contaminèrent les uns les autres. On comprend, du reste, assez bien l'affolement de la population en présence de la soudaineté et de la rapidité du fléau. Loin des médecins, sans conseils, sans remèdes, ces malheureux se croyaient déjà tous voués à une mort certaine; et c'est surtout pour le cas de la femme Buisson que l'on voit jusqu'où peut aller la terreur accrue par l'ignorance.

A une petite distance au-dessous de la ferme des Arnaud, et toujours le long du ruisseau, la famille Buisson possède une propriété. Le mardi, jour même du début de l'épidémie, Buisson et sa fille avaient passé leur journée à arroser leur jardin et, à plusieurs reprises, ils s'étaient désaltérés avec l'eau de la source. A la tombée de la nuit, le curé d'Arpavon, en présence de l'état de gravité du jeune Arnaud, pria Buisson de se rendre à Nyons pour y chercher un médecin. Il paraît que le long de la route, Buisson éprouva un malaise subit, de la lassitude et de la brisure dans les membres inférieurs. De retour au village, il se mit au lit, et, vers le matin, il ressentit les symptômes caractéristiques du choléra. Sa fille, âgée de 23 ans, fut prise, à son tour, le 21, à 6 heures du matin ; et, peu de temps après, sa femme éprouva les mêmes atteintes. Le samedi suivant, vers 3 heures de l'après-midi, la diarrhée et les vomissements se manifestèrent. Le délire fut chez elle d'une extrême violence ; dans un de ses accès, elle tomba de son lit et elle dut rester étendue au milieu de la chambre, personne n'osant la remettre sur sa couche. Son mari gisait dans la chambre voisine, et sa fille, folle de terreur, se lamentait dans la rue. Enfin, après plus d'une demi-heure d'attente, ce que la perspective d'une forte somme d'argent n'avait pu faire, le dévouement l'accomplit ; de braves gens portèrent secours à cette malheureuse femme. Mais, de nouveaux accès se produisirent, et le dimanche matin, 21 août, la femme Buisson fut trouvée morte au milieu de sa chambre.

Voici, du reste, d'après un autre rapport du docteur Laurens, médecin des épidémies, ce qui s'était passé : « Le 20, je recevais, à Valence, des mains de monsieur le Préfet, pendant la séance du Conseil général, la dépêche m'informant que le choléra avait éclaté à Arpavon.

Le 21 au matin, j'y trouvai quatre malades gravement atteints, deux décès ayant eu lieu la veille et l'avant-veille.

La panique était répandue parmi les habitants qui refusaient de se secourir ; plusieurs prenaient déjà leurs dispositions pour fuir.

Aidé de monsieur le maire, de monsieur le curé et du garde-champêtre, je passai la journée à rétablir un peu de calme dans les esprits, à prescrire et à faire exécuter les mesures d'hygiène les plus urgentes. Deux maisons du village seulement, celles de Clary et de Buisson, ayant été frappées, il me paraissait encore possible, par la désinfection, l'isolement, la propreté, d'arrêter le fléau.

Le 22, il ne se produisit aucun décès cholérique, sauf peut-être celui d'un enfant jeune, maladif, qui a succombé sans avoir été observé. Mais le 23, l'épidémie faisait de nouveaux progrès. Deux décès et plusieurs cas graves se produisirent sur divers points du village et indiquèrent que l'on était en présence d'un foyer d'une grande intensité, qu'il y avait lieu de prendre, sans retard, les mesures que comportait la situation. Tout manquait. Les soins médicaux qui ne sont efficaces, en pareille circonstance, qu'à la condition d'être rapides, les gardes-malades, les soins de tout genre faisaient absolument défaut, au milieu d'une population pauvre et ignorante. J'exposai à M. le sous-préfet ce que je considérais comme urgent et indispensable, et, le 24, nous amenions à Arpavon deux gardes-malades, les médicaments les plus urgents, et nous décidions l'installation immédiate d'une ambulance qui était, le lendemain, en plein fonctionnement, sous la direction de M. Paul Bernard, étudiant en médecine, en vacances à Vinsobres. M. Paul Bernard nous avait offert ses services dès les premières nouvelles du choléra. »

L'ambulance fut établie dans une vaste maison, située au bas du village ; tout le nécessaire (objets de literie, médicaments, désinfectants) avait été apporté de Nyons. Huit lits furent placés dans deux vastes chambres, et une troisième pièce fut réservée au personnel de l'ambulance. Dès notre installation, nous nous mîmes à l'œuvre. Les malheureux habitants du village étaient tous dans un état de frayeur indescriptible ; dans leur trouble, ils croyaient, pour la plupart, que notre but était de les empoisonner, et, sans le curé du village, M. Bompard, dont le dévouement est digne du lus grand éloge, ils auraient préféré jeter les

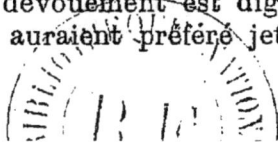

remèdes que nous leur donnions plutôt que de les prendre. Heureusement, quelques habitants du village, ayant à leur tête le maire, M. Vial, réagirent contre la peur et nous prêtèrent un concours dévoué. Tous refusaient de porter en terre les cadavres des cholériques, et si, après de longues hésitations, quelques généreux citoyens voulurent bien remplir cet office, nous dûmes, néanmoins, l'infirmier et moi, durant tout le temps de notre séjour, mettre nous-mêmes les cadavres dans la bière!

Durant les premiers jours, nous pouvions à peine suffire à notre tâche; quoique le nombre des habitants soit peu considérable, le village offre néanmoins une certaine superficie : les maisons sont très vastes, et quelques-unes d'entre elles, inhabitées depuis longtemps, tombent véritablement en ruines. Dans presque chaque habitation se trouvait un malade, et trois ou quatre fois par jour nous devions les visiter. De plus, quelques fermes n'avaient pas été à l'abri du fléau, puisque, si on se le rappelle, ce fut dans une d'elles que se manifesta le premier cas de choléra. Les mulets et les ânes servent, dans ce pays-là, de véhicule habituel : nous dûmes souvent accomplir sur un de ces quadrupèdes nos courses dans la montagne, et certainement, à l'arrivée au but, la fatigue du cavalier l'emportait sur celle de la monture.

Heureusement que M. le docteur Laurens, avec un zèle et un dévouement au-dessus de tout éloge, n'abandonna pas l'ambulance qu'il avait lui-même installée; fréquemment, il venait visiter nos pauvres cholériques, mettant généreusement à notre disposition et à celle des malades son temps et ses lumières, relevant, par la confiance qu'il avait su lui inspirer, le moral de la population.

Les lits de l'ambulance furent rapidement occupés. Nous avons reçu neuf personnes dans notre service, de ce nombre, trois étaient gravement malades, c'étaient les nommés Vingtain, Broc et Bertrand.

Le premier, atteint depuis quelques jours de diarrhée et de vomissements, entra à l'ambulance le mardi 26 août. Sa diarrhée résista aux traitements les plus énergiques; si les crampes furent chez lui peu douloureuses, en revanche, il tomba rapidement dans l'algidité et mourut dans le coma le dimanche suivant. Le facies de ce malade offrait le type du facies des cholériques; ses doigts recroquevillés avaient pris une teinte noirâtre; dans les derniers moments de sa vie, il était devenu absolument insensible à tout ce qui se passait autour de lui et sa voix s'était presque complètement éteinte.

Le second entra chez nous avec les mêmes symptômes que le précédent, seulement, la diarrhée et les vomissements, pris au début, cédèrent à la médication opiacée. Du reste, Broc était dans de meilleures conditions physiologiques que Vingtain; d'une santé robuste et en plein âge viril, il offrait une plus grande résistance vitale.

Enfin, le troisième fut recueilli à l'ambulance après le décès de sa femme, enlevée en quelques jours par le choléra. Cet homme, nommé Bertrand, était la personne la plus âgée du village, il entrait dans sa soixante-quinzième année. Il avait été pris de diarrhée et de vomissements, suivis bientôt de crampes et de frissons. Grâce à des soins assidus, grâce à un traitement continu et approprié, nous avons pu rendre aux habitants leur doyen d'âge, guéri sinon rajeuni !

Nous avons parlé tout à l'heure, du rôle que joue la résistance vitale dans l'immunité contre le choléra; il est bien évident qu'une personne, affaiblie par des maladies antérieures, offre un terrain plus favorable à la contagion; cependant, je crois que vouloir poser cela comme règle absolue, serait tomber dans l'exagération. Beaucoup de nos cholériques, qui ont succombé aux atteintes du fléau, étaient des gens d'âge viril et d'une santé robuste. Clary, par exemple, qui fut enlevé en quelques heures, était un homme de quarante ans, plein de force et de santé et placé dans de bonnes conditions hygiéniques, car il jouissait d'une position très aisée. De même, Grangeon était un homme vigoureux et robuste. Saisi de vomissements, il tomba immédiatement dans l'algidité et le délire, et ne tarde pas à succomber.

Dans le village, les décès s'étaient succédé avec rapidité ; après celui de la femme Buisson (23 août), nous devons mentionner ceux de la femme Bertrand (24 août), de Buisson (25 août), et de Grangeon (27 août). La plupart de ces malades étaient, pour ainsi dire, condamnés, lorsque le Dr Laurens leur donna ses soins, et que je vins m'établir à Arpavon. Au contraire, ceux que nous avons pu soigner dès le début de leur affection, ont presque tous guéri, et cependant les symptômes n'en étaient pas moins inquiétants : Pommel, Perrin, Arnaud, Coulet, les enfants Aubert, la fille Pacôme, ont tous éprouvé des accidents cholériques très manifestes, et leur état pouvait être considéré comme des plus graves.

Nous avons eu plus de quarante malades en traitement, soit dans le village, soit à l'ambulance ; une quinzaine environ d'entre eux ont été gravement atteints et neuf ont succombé.

Si l'on considère la population du village, évaluée à peine à 150 habitants, on se rendra facilement compte de l'importance du fléau.

Symptomatologie. — Nous avons distingué, à Arpavon, comme l'indiquent tous les auteurs, trois périodes dans le choléra :

Période prodomique.
Période algide.
Période de réaction.

1° *Période prodomique*. — Tous les malades que nous avons traités ont eu de la *diarrhée au début de leur affection*. Cette diarrhée, pendant les premiers jours, n'enlève aux individus qui en sont atteints, ni l'appétit, ni les forces ; ils continuent à vaquer à leurs occupations, circulent librement, transportent et disséminent partout la matière contagionnante. C'est là un fait important à remarquer, car beaucoup de cas, considérés comme foudroyants, ont été précédés de cette diarrhée. Nous n'avons pas eu, à proprement parler, de cas foudroyants, c'est-à-dire que, d'emblée, aucun malade n'est tombé subitement dans l'algidité et la cyanose, sans avoir auparavant éprouvé quelque symptôme cholérique, et nous croyons que les cas de choléra foudroyant, sans diarrhée prodomique, sont extrêmement rares.

L'importance de cette diarrhée prémonitoire est énorme, car si elle est arrêtée à temps, elle peut, le plus souvent, prévenir une attaque de choléra. Les évacuations, d'abord alimentaires, ne tardent pas à prendre un aspect particulier. Elles deviennent semi-liquides et ressemblent tout à fait à du mastic de vitrier ; chez nos malades, nous n'avons guère constaté de selles purement riziformes. Cette diarrhée est bientôt suivie d'un sentiment de lassitude extrême, de brisures dans les membres, qui forcent le malade à se mettre au lit.

2° *Période algide*. — Les selles augmentent de fréquence, les vomissements et les crampes surviennent. Les malades offrent alors un faciès particulier : chez nos cholériques d'Arpavon, cet aspect était extrêmement marqué ; dès qu'on entrait dans le village, on était frappé de la physionomie des habitants. Leurs traits étaient abattus, effilés, leurs joues creuses, leurs yeux cernés de noir et profondément enfoncés dans l'orbite, leur langue sale était revêtue d'un enduit grisâtre. La soif, la suppression des urines, l'extinction de la voix, ont été notées chez nos malades. La peau deyient glacée, cyanosée, elle se recouvre d'une sueur visqueuse, les ongles noircissent, les doigts et les orteils se recroquevillent. La peau des doigts se plisse et se creuse de dépressions comparables à des coups d'ongles ou à celles que produit la lessive sur les mains des laveuses. L'intelligence s'obnubile. Le délire peut faire absolument défaut, comme nous l'avons plusieurs fois constaté, et, entre autres, chez Vingtain. Dans d'autres cas, il existe un peu de subdelirium ; quelquefois, le délire est extrêmement violent; c'est ce qui a eu lieu chez deux de nos malades, les nommés Clary et Rose Buisson. Cette dernière était dans une agitation telle que, par deux fois, elle tomba de son lit. A cette agitation succède la période de collapsus. Les malades qui arrivent à cette période n'ont plus aucune chance de guérison, la mort arrive petit à petit, et le malade succombe dans le coma.

3° *Période de réaction.* — Traitée à temps, la diarrhée des cholériques est le plus souvent enrayée avec assez de facilité ; les vomissements, quoique déjà d'un pronostic plus grave, cèdent généralement aussi au traitement; mais les crampes et les refroidissements assombrissent considérablement le tableau. Si, par des frictions énergiques, on peut ramener la chaleur aux extrémités des membres, le malade peut être considéré comme sauvé. Dans la nuit qui suivit l'installation de l'ambulance, je fus appelé chez un nommé Perrin qui venait d'être pris subitement de crampes très douloureuses. Le malade était étendu dans son lit, le corps glacé, quoique recouvert d'une sueur visqueuse, les traits tirés. Après lui avoir donné une dose d'élixir parégorique, nous le frictionnâmes avec des linges chauds et nous fîmes placer dans son lit des briques et des bouteilles d'eau chaude. Une demi-heure suffit pour nous permettre de constater une sensible amélioration ; la chaleur revint peu à peu et notre malade, après quelques jours de repos et de soins, fut complètement rétabli.

Mesures prophylactiques. — Dès notre arrivée, notre premier soin a été d'isoler les malades ; tous ceux dont l'état offrait une certaine gravité ont été transportés à l'ambulance ; quant aux autres, ils étaient placés chez eux, dans des chambres distinctes et dont l'entrée, bien que défendue par la peur, était interdite à toute personne dont la présence n'était pas nécessaire. Nous avons surtout veillé à ce que les matières fécales, au lieu d'être déposées un peu partout, dans les rues et aux abords du village, fussent soigneusement recueillies et enterrées à une certaine distance des habitations.

Comme désinfectants, nous nous sommes servis de l'acide phénique, du chlorure de chaux, du sulfate de cuivre et du chlorure de zinc.

L'acide phénique en solution était employé aux usages de propreté et en pulvérisation. En y ajoutant de l'acide thymique, on en augmentait les propriétés désinfectantes, tout en lui communiquant une agréable odeur.

Le chlorure de chaux était répandu dans les maisons et les rues du village. Parmi les linges contaminés, ceux qui n'avaient pas été détruits par le feu étaient plongés dans une solution de ce désinfectant, ou dans la solution de chlorure de zinc.

Quant au sulfate de cuivre, il servait à désinfecter les matières fécales et à laver tous les objets contaminés par des déjections cholériques.

Avant de quitter Arpavon, nous avons tenu à assainir le village, maison par maison ; les habitations où des décès cholériques avaient eu lieu étaient désinfectées par des fumigations abondantes de soufre.

Quant aux vêtements, linges, objets de literie ayant appartenu aux cholériques décédés, ils étaient brûlés ou enfouis dans le sol. Les cadavres, ensevelis à une grande profondeur et le plus rapidement possible, étaient recouverts de chaux hydraulique qu'on avait soin d'arroser.

Enfin, on doit surtout relever le moral des individus (la peur seule prédispose au choléra), veiller à l'hygiène individuelle, fuir les excès de tout genre, avoir recours à une alimentation fortifiante et éviter surtout les légumes et les fruits. Les personnes qui ont montré le plus de dévouement et de courage, mais qui étaient, en même temps, celles qui, par leur position et leur intelligence, appliquaient le mieux les règles de l'hygiène, sont précisément celles qui ont traversé l'épidémie sans en être le moins du monde incommodées. M. le Maire et sa famille, M. le Curé, l'aubergiste improvisé chez lequel nous prenions nos repas, nos gardes-malades ont été entièrement préservés; seul, j'ai subi une légère atteinte.

Traitement. — Nous avons essayé, par acquit de conscience, d'employer les purgatifs au début des accidents cholériformes. Chez deux de nos malades, une cuillerée de sel de Sedlitz a été administrée, mais, en présence des effets obtenus, et surtout en tenant compte du peu de raison d'être d'une pareille intervention, nous avons bientôt laissé de côté cette méthode irrationnelle.

La première indication qui s'impose au médecin est celle d'arrêter au plus vite la diarrhée. La médication opiacée remplit non seulement ce but, mais encore, par ses propriétés sédatives et stimulantes du système circulatoire, elle est d'un puissant secours. Nous avons employé le laudanum, tantôt sous la forme de gouttes (10 à 15 gouttes) dans un véhicule quelconque, tantôt sous la forme d'élixir parégorique en potion, à la dose de 10 à 30 grammes par vingt-quatre heures.

Cette potion arrête le plus souvent et rapidement la diarrhée et les vomissements, diminue les angoisses du malade et favorise la calorification. Mais lorsque celui-ci est arrivé à un tel degré de faiblesse, qu'il rejette sur le champ tout ce qu'il prend, on peut employer le laudanum en lavement.

Chez les enfants, les lavements d'eau amidonnée avec 4 à 5 gouttes de laudanum nous ont donné d'assez bons résultats. Des injections de morphine ont été faites à un de nos malades ; elles ont arrêté momentanément les vomissements, mais leur inconvénient est d'ajouter encore à la somnolence et à l'état comateux où les malades sont plongés. Elles peuvent rendre des services contre les crampes douloureuses, et elles ont donné souvent de bons résultats au docteur Laurens. La potion parégorique a été employée avec un succès constant par le même praticien, dans l'épidémie qui a sévi, soit à Saint-Maurice, soit à la Charce (arrondissement de Nyons).

Le diascordium en pilules nous a souvent été d'une grande utilité. On peut associer au laudanum le sous-nitrate de bismuth dont l'efficacité est bien moindre.

Contre les crampes et le refroidissement, nous avons pratiqué des frictions sèches avec des linges chauds, ou avec des liniments opiacés et chloroformés ; des boules, des briques étaient placées dans le lit des malades, que l'on recouvrait d'épaisses couvertures.

Contre les sueurs profuses de la période de réaction, nous avons employé les pilules de sulfate de de strychnine et de sulfate d'atropine.

La médication stimulante joue un rôle important dans le traitement du choléra : l'alcool, le thé, le café, aident à soutenir les forces du malade et à rétablir la calorification.

Dans la période de réaction ou de convalescence, l'usage des toniques est recommandé (vin de quina) ; pour exciter l'appétit et dépouiller la langue de l'enduit gris sale qui la recouvre, les granules de] quassine nous ont été d'un puissant secours.

La convalescence doit être surveillée avec beaucoup de soin.

Comme conclusions, nous dirons que :

1° L'épidémie a débuté brusquement, au milieu d'un état sanitaire qui ne laissait rien à désirer. Elle n'a été précédée d'aucune affection intestinale.

2° Le choléra a été apporté à Arpavon par des personnes des Omergues, atteintes de diarrhée de nature suspecte.

3° L'eau a été le véhicule de la transmission.

4° L'épidémie a été proportionnellement plus meurtrière, et a atteint plus de personnes que celles de Toulon et de Marseille.

5° L'attaque de choléra est rarement foudroyante. Dans l'épidémie d'Arpavon, elle a été précédée de quelques jours, ou de quelques heures au moins, par la diarrhée.

6° Le traitement par les opiacés, surtout par l'élixir parégorique, auxquels on a joint l'alcool, le thé, le rhum, le café, a donné de bons résultats.

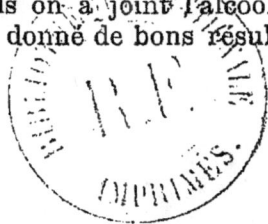

PARIS. — IMP. V. GOUPY ET JOURDAN, RUE DE RENNES, 71.

376

www.ingramcontent.com/pod-product-compliance
Lightning Source LLC
Chambersburg PA
CBHW050407210326
41520CB00020B/6500